DE LA RÉDUCTION

DES

LUXATIONS RÉCENTES DE L'ÉPAULE

PAR

A. MERLIN LEMAS,

Docteur en médecine de la Faculté de Paris,
Ex-interne de l'hôpital civil et militaire de Limoges,
Lauréat de l'École,
Ancien externe des hôpitaux de Paris,
Médaille de bronze de l'Assistance publique.

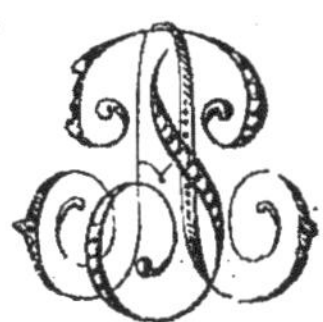

PARIS
A. PARENT, IMPRIMEUR DE LA FACULTÉ DE MÉDECINE
Rue Monsieur-le-Prince, 31

1876

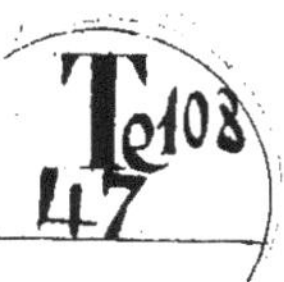

DE LA RÉDUCTION

DES

LUXATIONS RÉCENTES DE L'ÉPAULE

DE LA RÉDUCTION

DES

LUXATIONS RÉCENTES DE L'ÉPAULE

PAR

A. MERLIN LEMAS,

Docteur en médecine de la Faculté de Paris,
Ex-interne de l'hôpital civil et militaire de Limoges,
Lauréat de l'École,
Ancien externe des hôpitaux de Paris,
Médaille de bronze de l'Assistance publique.

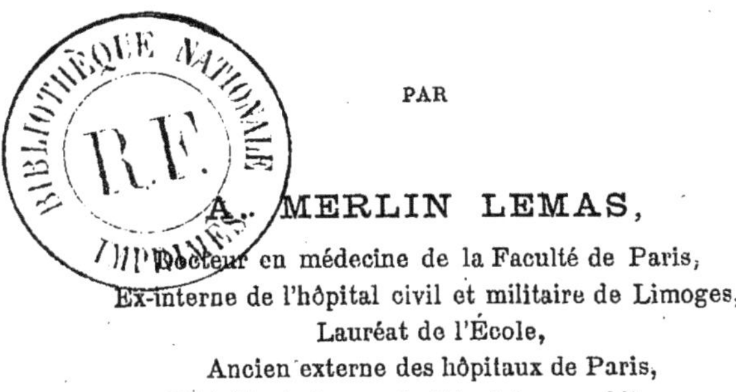

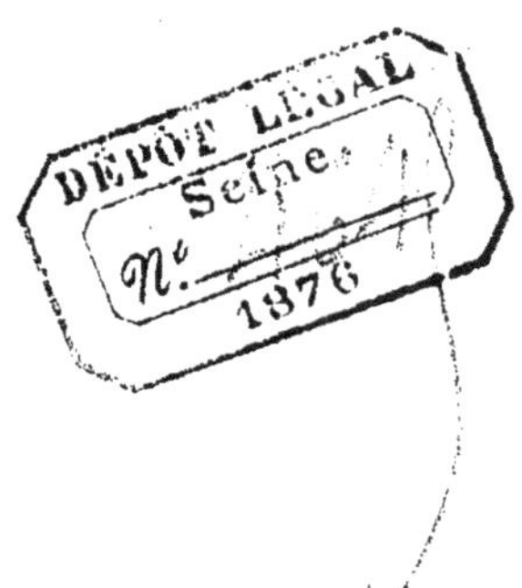

PARIS

A. PARENT, IMPRIMEUR DE LA FACULTÉ DE MÉDECINE
Rue Monsieur-le-Prince, 31

1876

DE LA RÉDUCTION

DES

LUXATIONS RÉCENTES DE L'ÉPAULE

AVANT-PROPOS

La fréquence des luxations de l'épaule et les progrès que leur thérapeutique a faits dans ces derniers temps, sont les deux motifs qui nous ont engagé à choisir ce sujet.

Nous laisserons complètement de côté la réduction des luxations anciennes, pour ne nous occuper dans ce travail que de celle des luxations récentes. Mais déjà se présente une difficulté. Jusques à quand une luxation est-elle récente? A partir de quelle époque cesse-t-elle de l'être? Sans doute la nature des obstacles n'est pas la même dans les luxations anciennes et dans les luxations récentes. Dans les premières, les obstacles principaux sont dus à des brides fibreuses, à des ligaments de nouvelle formation. Dans les luxations récentes, ce genre d'obstacle n'existe pas. Tant que ces liens fibreux ne sont pas formés, la luxation peut être considérée comme récente. Tout le monde sait cela. Mais ce que l'on sait moins, c'est le temps que mettent ces brides à se produire.

Cependant, sans vouloir attacher à cette détermination une rigueur trop absolue, nous regarderons comme récentes et partant comme susceptibles d'être réduites par les procédés que nous indiquons toutes les luxations dont la durée sera de moins de quinze jours.

DIVISION

A la suite d'une violence extérieure, les moyens d'union qui maintiennent en rapport les surfaces articulaires sont rompus, la tête est chassée de sa cavité et va se loger plus ou moins loin dans le voisinage. Plusieurs causes agissent pour la maintenir dans cette position vicieuse, et le plus souvent l'art est obligé d'intervenir pour lui rendre ses rapports normaux. C'est l'ensemble des manœuvres que le chirurgien doit exécuter dans ce but qui constitue essentiellement la réduction. Mais pour agir d'une façon efficace, il est nécessaire de connaître auparavant les obstacles qui s'opposent à la rentrée de la tête dans sa cavité.

Nous allons donc examiner rapidement quels sont ces obstacles.

En second lieu, nous nous occuperons des moyens de les surmonter.

Obstacles à la réduction. — La science possède un certain nombre de dissections de luxations récentes de l'épaule. L'examen que l'on a pu faire de ces pièces, et la reproduction sur le cadavre des diverses variétés de luxation, ont permis d'étudier les rapports des os déplacés, et ont fait connaître un certain nombre d'obstacles à la réduction.

D'autre part, la facilité avec laquelle on obtient généralement la réduction sur le cadavre, comparée aux difficultés que l'on éprouve souvent lorsqu'il s'agit de luxation sur le vivant, ont montré que les obstacles mécaniques n'étaient pas les seuls agents de l'irréductibilité, et que l'action musculaire jouait un grand rôle dans ce phénomène.

Les principaux obstacles à la réduction viennent des

os, de la capsule et des muscles. Voyons la part d'action de chacun d'eux.

— La portion rétrécie, qui supporte la surface articulaire, le col anatomique de l'humérus peut, dans certains cas, se mettre en rapport avec le rebord de la cavité glénoïde.

Dans la luxation sous-coracoïdienne, c'est la partie postérieure de ce col qui repose sur la partie antérieure du rebord glénoïdien. Dans la luxation sous-acromiale c'est l'inverse. La partie antérieure du col anatomique vient reposer sur la partie postérieure du rebord glénoïdien. Mais c'est là un obstacle des plus légers.

Lorsque la tête humérale dépasse l'apophyse coracoïde dans une certaine étendue, comme dans la luxation intra-coracoïdienne, le bec de cette apophyse vient souvent correspondre au niveau de la coulisse bicipitale, il en résulte une sorte d'emboîtement qui s'oppose dans une certaine mesure à la rentrée de la tête.

L'apophyse coracoïde peut gêner encore d'une autre manière le retour de la tête humérale lorsque, dépassée complètement par cette tête, elle s'interpose entre elle et sa cavité. C'est ce qui se voit dans la luxation sous-claviculaire.

Un des obstacles les plus sérieux apportés par les os s'observe dans la luxation intra-coracoïdienne.

On sait que dans cette variété de luxation il y a le plus souvent un arrachement ou un enfoncement du trochiter. Il en résulte une dépression, une espèce de gouttière dans laquelle vient s'engager le rebord glénoïdien. Cela constitue une sorte d'engrenage qu'il faut de toute nécessité détruire pour restituer les os à leur place.

— La capsule peut s'opposer à la rentrée de la tête articulaire de plusieurs façons.

Tantôt arrachée de l'une de ses attaches, elle peut se replier du côté de l'os auquel elle est restée adhérente et s'opposer au contact immédiat des deux surfaces articulaires.

Tantôt la violence qui a produit la luxation n'est pas très-considérable, la déchirure capsulaire est peu étendue. La tête a pu s'échapper au dehors au moment du traumatisme, mais l'étroitesse de l'orifice ne lui permet pas de rentrer.

D'autres fois la déchirure est assez considérable, la tête ne trouve nul obstacle de ce côté. Mais par suite d'un traumatisme nouveau, de manœuvres intempestives, ou bien par le fait seul de la pesanteur, les rapports qu'affectaient primitivement les os ont été changés. Le bras a été rapproché du tronc, et à mesure que le coude s'est abaissé, il s'est produit un mouvement inverse à l'autre extrémité du levier. L'extrémité supérieure de l'humérus s'est élevée et est remontée en dehors de la portion capsulaire restée intacte qui s'étend comme une barrière entre elle et la cavité glénoïde.

— Mais l'obstacle le plus sérieux, celui qui de tout temps a préoccupé les chirurgiens, est fourni par les muscles. La résistance qu'ils opposent ne doit pas être rapportée dans tous les cas à la même cause, et avec Malgaigne nous lui reconnaîtrons quatre manifestations différentes.

Rétraction physiologique. — Nos muscles sont dans un état de tension permanent, de telle sorte que lorsqu'on vient à les diviser par leur partie moyenne les deux bouts s'écartent l'un de l'autre. Cette rétraction dépend de la tonicité musculaire. C'est elle qui fait qu'à l'état de repos nos membres présentent une attitude inter- médiaire à la flexion et à l'extension. C'est elle qui, rapprochant les deux extrémités du muscle après une fracture, contribue à produire le chevauchement des deux ragments osseux. C'est aussi cette propriété qui con- court, après une luxation, à maintenir le déplacement.

Mais la résistance qu'elle oppose est faible et facile à surmonter.

Force de tension. — Elle se déploie dans les muscles déjà distendus, alors que des tractions mal dirigées tendent à les allonger encore. Les muscles, en effet, sont susceptibles d'une certaine élongation, mais il y a une limite que l'on ne peut dépasser sous peine de les voir résister d'une façon incroyable, et se rompre parfois plutôt que de céder. Par le fait seul du dépla- cement, certains muscles se trouvent tendus et ti- raillés, tandis que d'autres sont relâchés et raccourcis.

Dans les luxations en dedans, par exemple, le sous- scapulaire est dans le relâchement, le muscle sus-épi- neux, au contraire, le sous-épineux et le petit rond éloignés de leurs insertions se trouvent tendus. Si dans ces conditions on exécute des manœuvres vicieuses, la force de tension ne manquera pas de se produire.

D'autres fois, les muscles peuvent agir comme obs- tacles mécaniques ou bien par la combinaison de ces deux actions. Dans certaines luxations la tête humérale peut se trouver fixée comme dans une boutonnière entre le coraco-brachial et la courte portion du biceps d'une part, et le rebord de la cavité glénoïde d'autre part, ou bien, poussée plus en dedans, elle peut être séparée de sa cavité par la présence de ces muscles. On comprend facilement que des tractions mal dirigées ne feront que resserrer l'orifice de la boutonnière et rendre la réduction impossible.

Le chirurgien devra songer à ce genre d'obstacle, qui pourrait lui créer des difficultés sérieuses, mais qu'il pourra toujours éluder par des procédés rationnels.

Contraction. — La contraction musculaire peut se montrer dans des conditions diverses et n'offre pas le même degré de puissance à toutes les époques de la luxation.

Au début, les muscles qui ont été soumis au traumatisme sont dans le relâchement, dans un véritable état de stupeur. Leur action est faible, et l'obstacle qu'ils opposent est presque insignifiant. Aussi les chirurgiens ont-ils donné depuis longtemps le conseil de réduire le plus tôt possible. Bientôt leur contractilité se réveille; une cause, même légère, le déplacement du membre, l'examen de la région malade suffisent pour la mettre en jeu. Chez les personnes irritables, chez les enfants, l'idée seule d'une opération, la simple vue des appareils peuvent provoquer le retour des contractions. Si l'on parvient à détourner l'attention du malade, ou si lui-même peut raisonner sa peur, ses muscles se détendent, la contraction cesse. Elle est volontaire et intermittente.

Au bout de quelques heures, lorsque des phénomènes d'irritation se sont développés, la contraction devient involontaire. C'est un véritable spasme qui immobilise les os. Elle est continue et crée un des obstacles les plus difficiles à vaincre.

Le plus souvent elle est à la fois volontaire et involontaire ; lorsque, par des manœuvres intempestives, par une extension peu ménagée, le chirurgien vient raviver les douleurs du patient et augmenter la violence de ses contractions. Heureusement l'art n'est pas sans ressources, et nous verrons prochainement celles dont il doit disposer en pareil cas.

Rétraction pathologique. — Résultant d'un travail inflammatoire, la rétraction pathologique est plus difficile à vaincre que les autres modes de résistance et expose à plus de dangers. C'est à cette époque surtout que les ruptures, la suppuration, la gangrène sont à craindre. Aussi a-t-on émis le précepte d'attendre pour réduire que l'inflammation soit passée, et cependant de la combattre de la manière la plus active.

Aujourd'hui ces accidents inquiètent moins les chirurgiens, et grâce aux méthodes de douceur, les seules dont on doive user dans les luxations récentes, on parvient presque complètement à les éviter.

— Enfin certains auteurs, Vœlkers entre autres, ont pensé qu'on avait fait jouer un trop grand rôle à l'action musculaire, et que le principal obstacle à la réduction était dû à la pression atmosphérique. On sait parfaitement, depuis les expériences des frères Weber, que c'est la pression de l'air qui maintient la tête femorale appliquée contre la cavité cotyloïde.

On sait très-bien aussi, depuis les expériences de J. Guérin, que cette pression se fait sentir sur toutes les autres articulations du corps. Mais nous ne croyons pas pour cela que la pression atmosphérique soit la principale cause de l'irréductibilité. Et la facilité avec laquelle on obtient généralement la réduction des luxations par l'emploi du chloroforme ou des moyens qui ont pour but de supprimer la contraction musculaire, prouve bien que l'action de cette cause n'est point illusoire.

Et d'ailleurs, la pression atmosphérique n'agirait pas autrement qu'en refoulant les parties molles, les débris de la capsule au devant de la cavité articulaire, en les interposant entre elle et la tête luxée. Nous connaissons déjà ce genre d'obstacles, et qu'ils soient produits par la pression atmosphérique ou par toute autre cause, les mêmes procédés leur sont applicables.

Moyens de surmonter les divers obstacles. — Nous venons de passer rapidement en revue l'ensemble des obstacles qui s'opposent à la réduction des luxations de l'épaule. Nous avons vu que les os, que la capsule, que les muscles pouvaient gêner la rentrée de la tête dans sa cavité de diverses manières. Mais ces obstacles ne se trouvent pas toujours réunis sur la même luxation, et n'agissent pas d'ailleurs avec une puissance égale. On peut même dire d'une façon générale que, dans les luxations récentes, l'obstacle, sinon unique, du moins le plus constant et le plus important, vient de l'action musculaire. C'est elle qui immobilise les os dans leur position anormale, et souvent il arrivera que lorsqu'on aura triomphé de cette action, les manœuvres les plus légères suffiront pour rendre aux surfaces déplacées leurs rapports normaux. Mais d'autres fois la tête humérale ne revient pas aussi facilement à sa place, le chirurgien doit lui faire exécuter des mouvements capables de la ramener près de son orifice de sortie, et enfin le faire pénétrer dans sa cavité.

On voit donc que la réduction d'une luxation présente plusieurs indications à remplir.

En premier lieu, le chirurgien devra diriger son attention vers l'action musculaire. En second lieu, il devra ramener l'extrémité osseuse près de son orifice, et en troisième lieu la faire pénétrer dans sa cavité de réception.

L'étude des moyens que le chirurgien peut diriger contre la contractilité musculaire fera l'objet de notre prochain chapitre. Pour le moment, occupons-nous des moyens qu'il a à sa disposition pour vaincre ou plutôt pour éviter les obstacles passifs. Le but que doit se proposer le chirurgien, en effet, n'est pas de rompre ces obstacles, mais bien de les tourner, et à ce titre on peut dire que la réduction d'une luxation exige plus d'adresse que de force.

Moyens dirigés contre les obstacles passifs. — Les auteurs n'ont pas toujours été d'accord sur la conduite à tenir en pareil cas. Aussi les conseils qu'ils ont donné ont-il varié suivant l'époque de la chirurgie que l'on considère.

Depuis Hippocrate jusqu'à J.-L. Petit, tous les chirurgiens ont poursuivi le même but. Guidés par une idée rationnelle, ils ont constamment cherché à ramener l'os luxé à sa place normale, en lui faisant parcourir, mais en sens inverse, le chemin qu'il avait suivi pour se déplacer. De cette façon, on évite des douleurs au malade et toutes les conséquences qui peuvent résulter d'un traumatisme nouveau.

« Si l'on ne suit pas le chemin parcouru, dit J.-L. Petit, on en fait un autre avec peine pour l'opérateur et douleur pour le malade ; de plus, la tête de l'os arrivant à sa cavité par un nouveau chemin, ne trouve point d'ouverture à la tunique ligamenteuse, elle la renverse avec elle dans la cavité, ce qui empêche l'exacte réduction et cause des douleurs, des gonflements, des inflammations, des dépôts et autres accidents funestes. »

A partir de Louis tout change, et les préceptes de J.-L. Petit sont rejetés comme n'étant d'aucune utilité pratique. Soutenant que l'on ne peut jamais savoir le chemin qu'a parcouru l'os pour se déplacer, ce chirurgien repousse la pratique de J.-L. Petit comme ne reposant sur aucun fait positif.

« L'os se réduit de lui-même, dit-il, par la seule route qui peut lui livrer passage, lorsque par des moyens méthodiques ou empiriques on a levé les obstacles qui s'opposaient au déplacement. »

Nélaton et un grand nombre de chirurgiens modernes ont adopté pleinement cette manière de voir.

Cependant Malgaigne montrant l'importance de la déchirure capsulaire, a insisté sur la nécessité de faire suivre à l'os le chemin déjà parcouru pour le ramener près de son orifice de sortie.

Après lui Gellé et le professeur Rigaud de Nancy ont également appelé l'attention sur ce point.

Aujourd'hui, grâce surtout aux expériences de Malgaigne, les caractères anatomiques des luxations de l'épaule ne sont plus ignorés. On connaît le mécanisme suivant lequel se produit telle ou telle variété de luxation. On sait que, variant avec le sens de la violence, le siége de la déchirure capsulaire réside toujours en un même point, pour le même mode de traumatisme.

On connaît les nouveaux rapports affectés par la tête articulaire et la manière dont sont disposés les muscles qui entourent l'articulation. Aussi une luxation étant donnée, le chirurgien doit savoir quels sont les obstacles qui s'opposent à la réduction, et pour un déplacement primitif il ne doit pas être embarrassé. Mais la position qu'occupe la tête n'indique pas toujours le sens du déplacement. Il peut se faire que le déplacement soit consécutif. Dans ce cas, on aurait à lutter contre des obstacles que l'on n'aurait pas prévus. C'est ainsi que pour un cas donné, on voit échouer un procédé qui réussissait habituellement. L'étude des commémoratifs, les renseignements donnés par le malade ou par son entourage pourront souvent apprendre la manière dont s'est produite la luxation, et fixer le chirurgien sur le choix des manœuvres qu'il devra exécuter. Mais souvent aussi on ne pourra arriver à ce degré de précision. On devra alors supposer que la luxation que l'on a sous les yeux est primitive, et employer les procédés de réduction usités en pareil cas. Si l'on échoue on devra abandonner le premier procédé et faire des tentatives dans le sens de la luxation consécutive la plus fréquente. C'est le conseil que donne M. le professeur Rigaud, et à l'appui de sa manière de faire il cite plusieurs cas de succès.

La pratique de Louis doit donc être abandonnée aujourd'hui, et l'on doit revenir aux préceptes établis par J.-L. Petit et Malgaigne.

La réduction d'une luxation ne doit pas être une affaire de chance et de tâtonnements. Le chirurgien ne doit pas marcher à l'aveugle; il doit savoir ce qu'il fait. En même temps qu'elles ont mieux fait connaître les obstacles, les expériences sur le cadavre ont permis d'étudier les meilleurs procédés de réduction.

Un grand nombre de procédés appartenant les uns aux méthodes de force, les autres aux méthodes de douceur, ont été appliqués pêle-mêle à toutes les variétés de luxations. Cependant ils sont loin de convenir à toutes, et dans un cas donné certains procédés échouent presque fatalement, alors que certains autres réussissent presque toujours. Et d'abord à quelles méthodes doit-on donner la préférence, aux méthodes de force ou aux méthodes de douceur ?

Lorsque des liens fibreux, des ligaments de nouvelle formation maintiennent les os déplacés dans une situation vicieuse, comme dans les luxations anciennes, les méthodes de force rendent assurément d'incontestables services. Il faut de toute nécessité détruire les adhérences pour pouvoir restituer les choses en place.

Dans les luxations récentes rien de pareil n'existe. Il n'y a rien à rompre, rien à déchirer. Les os peuvent bien s'engrener, des débris capsulaires peuvent s'interposer entre leurs surfaces, mais ces obstacles, le chirurgien doit les tourner, et pour cela les méthodes de douceur suffisent. C'est assez dire que nous proscrivons d'une façon absolue l'emploi des méthodes de force dans les cas de luxations récentes.

Les méthodes de douceur comprennent trois méthodes principales : la méthode de pression, la méthode d'impulsion et la méthode de dégagement.

Méthode de pression. — Elle consiste en général à

presser d'un côté sur l'os le plus saillant, tandis que d'autre part on soutient l'autre os ou bien on le presse en sens opposé.

Méthode d'impulsion. — Elle consiste à presser avec le pouce ou avec les deux pouces à la fois sur l'extrémité luxée la plus facile à atteindre sous la peau, et à la refouler doucement en bas, jusqu'à ce que les surfaces articulaires étant de niveau, on puisse recourir à la pression directe.

Ces méthodes peuvent suffire à elles seules dans la plupart des luxations incomplètes, et même dans quelques luxations complètes, lorsqu'on a soin de relâcher les muscles et de ne pas réveiller la douleur par la brusquerie ou la violence des mouvements. Mais le plus souvent elles sont insuffisantes et ne sont employées que comme adjuvantes et pour compléter d'autres manœuvres.

Méthode de dégagement. — Elle a pour objet de dégager deux os qui chevauchent, deux saillies qui s'engrènent, ou enfin une tête luxée retenue dans des replis ligamenteux ou dans des boutonnières musculaires. On y parvient en maintenant l'os supérieur immobile et en imprimant certains mouvements à l'os inférieur. Cette méthode comprend trois procédés : la rotation en dedans, la rotation en dehors, l'élévation.

C'est à cette méthode qu'on a essentiellement recours dans la réduction des luxations de l'épaule, les méthodes précédentes ne venant en quelque sorte que continuer et achever son œuvre.

M. Lefort, dans ses leçons, a cherché à attirer l'attention sur cefait, qu'au point de vue thérapeutique on peut diviser les luxations de l'épaule en deux grandes classes : les luxations en avant, et les luxations en arrière. Aux premières convient la rotation en dedans, aux secondes la rotation en dehors. C'est autour du ligament coraco-capsulaire que doivent s'effectuer ces mouvements et, suivant les cas, on élève plus ou moins le bras.

Cela dit, d'une façon générale, nous allons passer en revue les différentes variétés de luxations, et indiquer les procédés qui conviennent plus particulièrement à chacune d'elles.

Luxation sous-coracoïdienne. — Nous avons dit que dans les luxations incomplètes et dans quelques luxations complètes, la pression seule pouvait suffire. On presse avec les deux pouces sur l'acromion, tandis que les autres doigts des deux mains réunis repoussent en dehors la tête humérale.

Desault a plus d'une fois employé avec succès cette méthode. Mais pour agir directement sur la tête, il faut que le sujet soit assez maigre et que les doigts plongent assez avant dans l'aisselle. Aussi l'action indirecte par un mouvement de bascule est plus souvent mise en usage.

On dispose sous l'aisselle un point d'appui qui soutient le col de l'humérus tandis qu'on rapproche le coude du tronc. Le point d'appui peut varier. La main, le poing, l'avant-bras, le bras, l'épaule même et le genou peuvent servir. Dans tous ces procédés, le point d'appui est constamment fourni par le chirurgien, et la force déployée est toujours médiocre. En même temps qu'on exécute ces manœuvres, il faut avoir soin d'établir une contre-pression sur l'omoplate pour l'empêcher d'obéir au mouvement.

Les procédés du talon, de la porte, de l'échelle, ceux de la serviette et de la chaise thessalique doivent être rangés dans les procédés de force, et comme tels nous les rejetons.

Mais la pression directe et la bascule ont pour effet de porter la tête simplement en dehors. Il peut se faire que cette tête ait exécuté un mouvement de rotation en dedans du rebord glénoïdien assez fort pour résister à ces procédés.

De plus, loin d'agir contre certains obstacles, ces procédés ne font qu'augmenter leur résistance. C'est ainsi qu'ils exagèrent la tension des muscles et celle de la portion restée intacte de la capsule.

La méthode de dégagement permet de lutter d'une façon plus efficace contre ces différents obstacles.

Rotation en dedans. — Sur le cadavre, dit Malgaigne, la plupart des luxations sous-coracoïdiennes se réduisent parfaitement en relevant le bras à angle droit et par la rotation en dedans.

En effet, le bras relevé en dehors ou porté en arrière relâche le deltoïde, le biceps, le sus et sous-épineux, la capsule. Après quoi la rotation en dedans fait cesser la tension du sous-scapulaire, et la réduction s'opère instantanément.

Ce procédé réussit assez souvent aussi sur le vivant. Il est vrai que dans l'observation que je cite, on y a joint la pression sur la tête.

Félix X..., 30 ans, boulanger, entre à l'hôpital le 30 mai au soir. Violemment lancé contre terre par un de ses camarades, avec lequel il s'amusait à lutter, ce malade raconte qu'en voulant se relever il fit un faux mouvement, à la suite duquel il se luxa l'épaule droite. Le 31, au matin, on reconnaît une luxation sous-coracoïdienne, et l'on exerce immédiatement sur son bras une traction de 10 kilogrammes, qui n'aboutit à rien.

Le 1er juin, nouvelle traction de 10 kilos sans plus de succès. On recommence séance tenante la même traction, et cette fois la réduction s'obtient avec le concours de manœuvres, l'interne pressant sur la tête, tandis que le chirurgien fait l'abaissement et la rotation en dedans.

A côté de ce cas, nous allons en placer un autre dans lequel la rotation en dedans a échoué. Ce n'est pas en effet le meilleur procédé de réduction pour les luxations sous-coracoïdiennes.

Cependant l'insuccès dans ce cas nous paraît être dû moins au procédé, qu'à la persistance de la contraction musculaire. La force de traction a été insuffisante ; ce qui le prouve, c'est que la moindre tentative a réussi une fois que le malade a été chloroformisé.

Hyacinthe X..., 36 ans, charbonnier, entre le 25 mai à l'hôpital. Le 23, dans la soirée, il se prit de querelle avec un camarade, et fut brusquement jeté à terre. La chute se fit sur l'épaule gauche, qu'il lui fut impossible de remuer tout à coup. Des sangsues appliquées en ville ne le soulagèrent nullement. A son entrée à l'hôpital, on reconnut une luxation sous-coracoïdienne.

Le 26. Traction de 30 kilos sur le bras, puis rotation en dedans. Insuccès. Le malade est soumis au chloroforme, et la réduction s'opère très-facilement et avec la plus légère manœuvre.

Rotation en dehors. — Syme paraît être le premier qui ait usé de la rotation en dehors. « Quand la luxation date de quelques heures, dit-il, j'ai souvent obtenu la réduction sans aucun aide, en plaçant ma main sur l'acromion, puis l'avant-bras fléchi à angle droit, en tirant subitement le coude en arrière de manière à porter en même temps le membre dans la rotation en dehors. »

Plus récemment Lacour a imaginé un procédé analogue ; le malade étant assis, le chirurgien placé en dehors appuie le pied sur la chaise et le genou contre la poitrine du blessé, relève le bras horizontalement en avant et en dehors, l'avant-bras fléchi à angle droit, et exerçant sur le bras une traction modérée, imprime au membre une forte rotation en dehors, ajoute immédaitement une légère rotation en dedans en abaissant le coude, et la luxation est réduite.

Elévation. — Employé par Brunus au XIIIe siècle, repris en France en 1776 par Mothe, dont il porte le nom, ce procédé est entré définitivement dans la pratique depuis Malgaigne qui l'a fait revivre en 1828. Mothe élevait le bras jusqu'à ce qu'il eût une direction verticale. Malgaigne blâme cette position et lui reproche d'étendre d'une façon exagérée le grand pectoral, le grand rond et le grand dorsal. Aussi conseille-t-il de relever le bras seulement jusqu'à la limite normale et de porter en même temps le coude en dehors et en arrière. De cette façon, les muscles et la portion restée intacte de la capsule sont relâchés, la tête est ramenée près de son orifice de sortie et quelquefois le simple jeu des muscles suffit pour remettre les choses en place. D'autres fois on aide la rentrée de la tête par une simple pression de bas en haut ou par un mouvement de rotation en dedans. En général, une extension médiocre, le bras étant dans l'élévation, facilite la réduction. Ce procédé est supérieur à tous les autres et pour les luxations sous-coracoïdiennes c'est à lui qu'on doit donner la préférence.

Julien X..., 70 ans, journalier, entre à l'hôpital le 28 octobre 1874. Il a fait une chute sur l'épaule gauche de la hauteur d'un premier étage. Amené presque aussitôt à l'hôpital, il présente tous les signes d'une luxation sous-coracoïdienne.

On essaie la rotation en dehors, puis l'extension en bas avec le refoulement de la tête sans obtenir aucun résultat.

En dernier lieu on emploie le procédé de Mothe modifié, c'est-à-dire l'élévation oblique en haut du bras. En même temps on refoule la tête en dehors avec les doigts. La réduction s'obtient aisément.

Dans ce cas on a combiné la pression avec l'élévation. En voici un dans lequel la réduction a été obtenue à l'aide d'une traction modérée, le bras étant dans l'élévation.

Marceline X..., 47 ans, couturière, entre à l'hôpital 2 janvier 1875. La veille, au soir, elle est tombée sur le côté gauche, le bras plié derrière le dos. — Luxation sous-coracoïdienne. — Jamais, dit-elle, elle n'a fait de maladie. Cependant sa constitution est affaiblie, elle paraît plus vieille que son âge ne l'indique. La cause en est peut-être dans ses habitudes mauvaises. Elle présente, en effet, plusieurs des symptômes d'une intoxication alcoolique chronique.

Le 3 janvier. Elévation du bras, traction modérée, réduction facile.

Luxation intra-coracoïdienne.—Velpeau, le premier, a signalé la différence qui existe au point de vue thérapeutique entre cette luxation et la précédente, et indiqué l'extension verticale comme plus efficace dans la sous-coracoïdienne et l'extension horizontale comme préférable dans l'intra-coracoïdienne.

L'extension horizontale a pour but de relâcher les muscles biceps et coraco-brachial qui sont interposés.

on se le rappelle, entre la tête et la cavité glénoïde, et parfois on a obtenu la réduction par l'emploi de ce procédé seul.

Il sera souvent préférable de faire l'extension obliquement en bas et en dehors. Nous allons citer une observation à l'appui.

Un malade grand, fort bien constitué, se présente porteur d'une luxation intra-coracoïdienne produite la veille au soir. Cette même articulation a été il y a six ans le siége d'une luxation qui n'a pu être réduite que pendant le sommeil anesthésique. Des tentatives de réduction sont immédiatement essayées. Élévation du bras, rotation de l'humérus. Insuccès.

Le lendemain, troisième jour de l'accident, on endort le malade et l'on renouvelle la même tentative sans plus de succès. On soumet alors le bras à une traction continue de 10 kilogrammes environ, maintenu pendant cinq à six minutes, puis on recommence les mêmes manœuvres : élévation et rotation du bras, mais sans obtenir un meilleur résultat. On a alors recours à l'extension oblique en bas et en dehors, et la réduction s'obtient facilement.

Il est inutile de faire ressortir tout l'intérêt que présente cette observation. On voit que même, après l'emploi du chloroforme, alors que la résistance musculaire est nulle, certains procédés n'ont pas réussi, tandis que l'extension oblique en bas et en dehors, a suffi à elle seule pour obtenir la réduction.

La bascule a été mise en usage également dans cette variété de luxation et a donné quelquefois de bons résultats. Elle a pour but de porter la tête en dehors et concourt à désengrener les os. On se sert comme point d'appui du bras ou de l'avant-bras placé dans l'aisselle, et, lorsque la résistance est trop grande, on emploie le genou.

Si l'emploi exclusif de l'un ou de l'autre de ces procédés a permis de réussir quelquefois, le plus souvent on est obligé de les combiner. L'extension horizontale ou bien, l'extension oblique en bas et en dehors jointe à la pression sur la tête humérale ou à la bascule, permettront de réussir dans la grande majorité des cas. C'est donc à ces deux procédés qu'on devra recourir.

Mais il peut se faire que l'on soit en présence d'un déplacement consécutif et que la déchirure plus limitée n'occupe que la partie inférieure de la capsule. Dans ce cas, les procédés précédents peuvent échouer. Il faut avant tout ramener la luxation au type primitif et alors la réduction s'opérera par les procédés les plus efficaces en pareil cas.

Ainsi, dans certaines luxations intra-coracoïdiennes, l'élévation et l'extension du bras combinées au refoulement de la tête ou à la rotation en dedans devront être préférées à l'extension oblique en bas et à la bascule.

Luxation sous-claviculaire. — Elle est très-rare. On sait que dans cette variété la tête humérale se trouve en dedans de l'apophyse coracoïde qu'elle a dépassée. Velpeau a eu l'occasion de réduire une luxation de ce genre au deuxième jour. Il a échoué à deux reprises différentes par l'extension sur le bras relevé le plus possible, et réussit du premier coup par l'extension oblique en bas.

La première indication, en effet, est de ramener la tête au-dessous de l'apophyse coracoïde et de transformer la luxation sous-claviculaire en une luxation intra-coracoïdienne.

L'extension devra donc se faire d'abord dans le sens de l'humérus, c'est-à-dire dans une direction oblique en bas, et lorsque l'extrémité osseuse sera dégagée, on emploiera la bascule.

Luxation sous-glénoïdienne. — Jamais la réduction n'a été difficile. Les procédés qui lui conviennent sont les mêmes que pour la luxation sous-coracoïdienne, c'est-à-dire l'élévation du bras avec refoulement de la tête.

Luxation sus-coracoidienne. — Malgaigne en a vu un seul cas et encore n'était-ce plus une luxation récente. Voici le procédé dont il se servit. Il fit opérer une traction sur le bras relevé à angle droit sur le tronc, tandis qu'il pressait sur la tête humérale dans le but de la refouler en bas en arrière et en dehors, et qu'un aide cherchait à repousser l'acromion en sens inverse. En un mot il combina la traction horizontale avec la méthode d'impulsion.

Luxation sous-acromiale. — De même que la sous-coracoïdienne, cette luxation peut être incomplète ou complète. Lorsqu'elle est incomplète, il suffit d'une simple pressiou sur la tête, en ayant soin d'établir une contre-pression sur le devant de l'épaule pour mettre les choses en place. Lorsqu'elle est complète, l'extension horizontale en dehors et un peu en avant et la rotation en dehors sont les procédés auxquels on devra recourir.

Luxation sous-épineuse. — Malgaigne en cite un cas dont il a été témoin et il en rapporte un autre. Dans un de ces cas, la réduction fut des plus faciles, les désordres étaient considérables et le malade ne tarda pas à succomber.

Dans l'autre, la réduction s'obtint par des tractions horizontales en avant.

Tels sont les divers procédés de réduction qui conviennent à chaque variété de luxation de l'épaule. Nous
avons insisté plus particulièrement sur les luxations
sous-coracoïdiennes et intra-coracoïdiennes de beaucoup les plus fréquentes, et passé rapidement sur les
autres variétés qui se rencontrent rarement dans la
pratique. Tous ces procédés, nous le répétons, s'adressent uniquement aux obstacles passifs qu'ils ont pour
but de tourner. Ils ne doivent, par conséquent, être
employés que secondairement et une fois que l'action
musculaire est anéantie.

MOYENS DIRIGÉS CONTRE LES OBSTACLES ACTIFS.

Nous venons de voir l'ensemble des manœuvres que
le chirurgien aura à exécuter pour lutter contre les obstacles mécaniques à la réduction. Ces manœuvres pourront seules suffire lorsque le chirurgien n'aura affaire
qu'à une luxation incomplète et même lorsqu'il s'agira
d'une luxation complète, pourvu qu'il intervienne peu
de temps après le traumatisme. Mais il rencontrera
rarement de pareilles conditions. Le plus souvent il ne
verra le malade qu'un certain temps après l'accident,
alors que les muscles opposeront une vive résistance.
La première indication à remplir sera de s'adresser à
l'élément musculaire. L'ensemble des moyens dont
dispose la chirurgie pour cela peut se diviser en trois
ordres différents :

1° Les uns ont pour but de forcer la résistance des
muscles;

2o Les autres sont destinés à abolir leur contraction.

Enfin le 3ᵉ ordre de moyen consiste à lever directement l'obstacle par des sections musculaires et tendineuses.

1° Moyens employés pour forcer la résistance des muscles.

Le but de cette méthode est de détruire le chevauchement et de ramener la tête déplacée au niveau de sa cavité de réception. Cette méthode exige trois choses :

1.° Des moyens de préhension ;

2° Des moyens de traction ;

3° Des moyens de contre-extension.

Moyens de préhension. — Lorsqu'on n'a besoin que d'une force médiocre, le meilleur de tous les moyens de préhension est sans contredit la main. Dans ce cas, le chirurgien pourra à lui seul, ou bien en faisant appliquer directement les mains d'un ou deux aides, obtenir une traction suffisante pour lui permettre de réduire. Mais lorsqu'un plus grand nombre d'aides sont nécessaires, leurs mains pourraient glisser, se gêner mutuellement, et on doit alors leur préférer les lacs.

On se sert dans ce but de mouchoirs, de serviettes ou d'alèzes pliées en cravates et appliquées autour du membre ou autour du corps. Le point important est de les empêcher de glisser. Pour cela il existe un moyen fort simple. Il consiste à appliquer le plein de la serviette sur la partie postérieure du membre, à ramener les deux chefs en avant et à les entre-croiser. Cela fait, on fixe solidement ce premier tour au moyen d'une bande, puis on ramène en arrière les deux chefs et on les entre-croise de nouveau de façon à former un second tour circulaire que l'on fixe avec le reste de la bande.

Les deux extrémités de la serviette pendent de chaque côté du coude, on les noue ensemble et elles constituent ainsi une anse capable de supporter de très-fortes tractions.

On a imaginé, dans le but d'obtenir une pression moins forte et plus solide, des bracelets en cuir rembourrés, mais pour les luxations récentes, le moyen dont nous venons de parler est très-suffisant. D'ailleurs, quel que soit le moyen que l'on emploie; il ne faut pas oublier de retirer préalablement la peau du côté de la racine du membre afin d'en mettre une certaine longueur en réserve et d'éviter tout tiraillement.

Nous avons dit qu'on appliquait le lacs extenseur au-dessus du coude, c'est-à-dire sur l'os luxé. Mais les chirurgiens n'ont pas toujours été de cet avis, et, à une époque encore peu éloignée de nous, une pratique différente était suivie.

Pour Hippocrate, il était indifférent d'appliquer le lacs extenseur sur l'os luxé ou sur les os inférieurs, et c'est A. Paré qui, le premier, établit comme règle générale qu'il fallait appliquer le lacs extérieur sur l'os luxé.

J.-L. Petit et Pott soutiennent la même doctrine et suivent la même pratique, afin d'éviter de faire des tractions sur une articulation saine.

Mais vers le milieu du xviiie siècle, Dupoui et Fabre, et au commencement de ce siècle, Boyer, Roux, Dupuytren, craignant de provoquer des contractions spasmodiques sur le biceps et le triceps et d'augmenter les difficultés de la réduction, émettent une autre opinion et conseillent d'attacher le lacs le plus loin possible.

Gerdy combine les deux méthodes et applique les lacs au coude et au poignet.

De nos jours, les chirurgiens se contentent d'appliquer le lacs à l'extrémité de l'os luxé. Cette méthode est certainement préférable. Non-seulement elle ne détermine pas le spasme des muscles du bras, mais elle a l'avantage de rendre les manœuvres plus faciles au chirurgien et de ne pas exposer au tiraillement les articulations intermédiaires. Enfin Malgaigne a noté que la tension était plus considérable pour les nerfs et pour les artères, lorsque le bras était étendu, que lorsqu'il était fléchi.

Moyens de traction. — A part quelques cas relativement rares où les efforts seuls du chirurgien suffisent pour détruire le chevauchement, l'extension nécessite le plus souvent l'emploi d'une puissance plus grande. On peut recourir alors aux aides ou bien aux machines.

C'est aux aides qu'on s'adresse volontiers pour la réduction des luxations récentes, et quand la résistance n'est pas très-considérable ce moyen peut être utile. Mais si l'extension est généralement inoffensive avec deux ou trois aides, il n'en est plus de même lorsqu'un plus grand nombre est nécessaire. Malgaigne, le premier, a montré tous les dangers qui pouvaient résulter de l'emploi d'aides trop nombreux. Il a fait voir que par un effort continu un aide, de force ordinaire, ne peut guère tirer au delà de 30 kilogrammes, et que par un effort brusque il peut doubler et même tripler cette force. Cet effet est évidemment multiplié par le nombre des aides, et l'on voit par là quel danger il y aurait à associer les efforts de six ou de huit personnes. La traction qu'ils opèrent est forcément inégale et intermittente. Il est impossible de la graduer et de savoir jamais quel degré de force on a déployé.

Aussi n'est-il pas étonnant que l'on ait déterminé ainsi des lésions nerveuses variées, des paralysies, des ruptures artérielles et même des arrachements. Plus d'une fois la mort a été la conséquence immédiate de tractions trop brusques et trop violentes.

Chez les vieillards, par exemple, où les artères sont athéromateuses, les os raréfiés, où tous les tissus ont une vitalité moins grande, ne voit-on pas combien il serait imprudent d'employer une force que l'on ne saurait maîtriser.

Il est même des cas dans la science où quatre aides ont suffi pour produire des accidents regrettables alors que rien ne faisait prévoir la faible résistance des tissus. De plus, les aides peuvent se gêner mutuellement par leur nombre et gêner en outre les manœuvres de l'opérateur.

Avec les machines on n'a pas à craindre ces inconvénients. On peut à chaque instant connaître d'une façon précise le degré de force déployée. On peut la régler à volonté, l'accroître progressivement ou la maintenir, en un mot la proportionner à la tension des parties.

Dans l'antiquité, et jusqu'au xviiie siècle, l'emploi des machines était habituel dès que la résistance était considérable. Ce n'est qu'en 1724 que Bottentuit s'éleva vivement contre elles. Un peu plus tard, Fabre et Dupoui, et avec eux la plupart des chirurgiens de cette époque ne tardèrent pas à les proscrire d'une façon absolue.

On leur reprochait d'être embarassantes, d'effrayer

les malades et de développer une force aveugle impossible à calculer, tandis qu'avec des aides intelligents et éclairés, dit Boyer, on peut approcher de l'uniformité et de la perfection désirables dans les tractions, en même temps que l'on peut avoir une estimation approximative de leurs forces.

Malgaigne a montré, par des expériences dynamométriques, combien de pareilles idées étaient fausses, et aujourd'hui, grâce aux progrès réalisés dans la confection des machines, grâce à l'adjonction du dynamomètre, les objections qu'on élevait contre leur emploi n'ont plus aucune valeur.

Il nous reste maintenant à indiquer la meilleure direction à donner aux tractions. Cette question qui a toujours préoccupé les chirurgiens a été résolue par eux de façon différente.

Hippocrate établit en principe que l'extension doit être pratiquée dans le sens suivant lequel la luxation s'est produite.

J.-L. Petit veut que l'on tire de façon que les muscles se trouvent également tendus.

Pott est à peu près du même avis.

Pouteau conseille de mettre tous les m uscles dans le relâchement.

Desault veut que l'extension soit opérée d'abord dans le sens de la nouvelle direction du membre, après quoi on le ramène par degrés à sa direction normale. L'opinion de Boyer est à peu près la même.

Gerdy conseille de pratiquer l'extension suivant une ligne qui passe par le centre de la tête osseuse déplacée, et le centre de la cavité articulaire correspondante.

Nous croyons qu'on ne peut pas formuler une règle

absolue à cet égard et que la direction à donner varie suivant le genre de déplacement.

Dans la luxation sous-coracoïdienne, par exemple, l'extension doit se faire d'après le précepte d'Hippocrate, c'est-à-dire dans le sens suivant lequel la luxation s'est produite.

Dans l'intra-coracoïdienne, dans la sous-claviculaire, on agit suivant le conseil de Desault.

Cependant nous pensons que pour le sens à donner aux tractions, on doit avoir égard aux divers obstacles qui s'opposent à la réduction. Lorsque les os sont engrenés, lorsqu'ils sont arrêtés par une saillie osseuse, la traction devra être faite dans le sens qui aura pour effet de les dégager.

Lorsque les os ne seront pas en cause, la direction que l'on devra donner à l'extension sera celle qui permettra à la tête luxée de se rapprocher le plus facilement de son orifice de sortie.

On devra, dans tous les cas, mettre autant que possible les muscles dans le relâchement.

Contre-extension. — Elle a pour but d'assurer l'immobilité d'un des os luxés, tandis que l'extension agit sur l'autre.

Le poids du corps, la pression du chirurgien, peuvent quelquefois suffire; mais le plus souvent on est obligé de recourir à des moyens plus énergiques. D'ordinaire on emploie pour faire la contre-extension un drap ou une alèze pliée en cravate dont le plein est appliqué dans l'aisselle et dont les deux chefs ramenés sur l'épaule saine vont s'attacher à un point fixe. Une précaution que le chirurgien ne doit pas oublier de prendre est de protéger le sein chez les femmes, avec de la ouate, et de veiller à ce que la peau fine de l'aisselle ne soit pas blessée.

Doit-on employer des aides pour faire la contre-extension? ou bien est-il préférable d'attacher le lacs contre-extenseur à un point fixe? Avant le xviiie siècle, les chirurgiens regardaient cette question comme indifférente. Mais en 1778 Bottentuit proclama la supériorité du point fixe sur les aides, et depuis cette époque les chirurgiens ont adopté cette manière de voir et préfèrent le point fixe, dès que la contre-extension doit durer un certain temps ou exige une certaine énergie.

2° *Moyens qui ont pour but d'abolir la contraction.*

L'idée d'amoindrir la résistance musculaire n'est pas nouvelle. Hippocrate, dans son *Traité des articles*, donne le conseil d'amaigrir les sujets plus ou moins, selon la grandeur des jointures et la difficulté des luxations.

Cette question semble avoir été complètement laissée de côté par les auteurs qui l'ont suivi, et ce n'est que beaucoup plus tard qu'elle préoccupe de nouveau les chirurgiens.

Ali Abbas conseille les affusions chaudes avec de l'eau ou de l'huile sur le point malade.

Albucasis, Guillaume de Salicet recommandent les bains chauds et les onctions adoucissantes au sortir du bain.

A. Paré emploie les fomentations, les cataplasmes, les emplâtres, les liniments.

Fabrice d'Acquapendente, les bains et les douches minérales.

Scultet vante les affusions et les frictions avec l'huile.

Ch. Young, en 1757, dans un cas de luxation de la cuisse, amaigrit son malade par de forts purgatifs répétés tous les trois jours, et, au bout de trente-cinq jours, il put obtenir une réduction facile.

Flajani (1791) commençait par pratiquer une large saignée, puis, pendant huit jours consécutifs, faisait des applications émollientes.

Desault, enfin, avait recours à tous ces moyens, et employait les bains, les topiques émollients, les purgatifs, la saignée.

Ainsi, lorsque la réduction n'avait pu être effectuée immédiatement, le malade était soumis à un traitement préparatoire d'une durée plus ou moins longue, suivant que sa résistance était plus ou moins grande.

Le but que poursuivaient les chirurgiens de cette époque, en employant les moyens locaux, était d'amollir les tissus, de les rendre plus souples, moins résistants.

Les moyens généraux servaient à diminuer la force de l'individu, et partant la résistance de ses muscles. On ne renouvelait les tentatives de réduction que lorsqu'on croyait avoir obtenu ce résultat.

Les topiques émollients, les cataplasmes, les bains, les purgatifs même peuvent être utiles lorsque le membre présente un gonflement considérable avec une réaction vive; mais, sauf ce cas, ils doivent être sévèrement proscrits.

Quant à l'effet qu'espéraient obtenir les chirurgiens par l'emploi des topiques, on sait ce qu'il faut en penser, et aujourd'hui personne ne songerait à amaigrir son malade dans le but d'obtenir une réduction plus facile.

Ce n'est que vers la fin du xviiie siècle, en 1774, que l'on a cherché à amoindrir la résistance musculaire au moment même des manœuvres de réduction. Divers moyens, soit locaux, soit généraux, ont été préconisés dans ce but.

En 1778, Bottentuit donne le conseil de placer le patient de telle sorte qu'il manque de point d'appui. En le faisant coucher, par exemple, et veillant à ce qu'il ne s'accroche nulle part, ou bien, s'il est assis, en lui faisant relever les jambes.

Rist, en 1803, dans sa thèse inaugurale, propose de paralyser momentanément les muscles par la compression de l'artère principale du membre.

M. Dancel, en 1843, propose la compression depuis les extrémités jusqu'à la racine du membre, au moyen d'une bande.

Enfin plus récemment, en 1860, M. Orliac a conseillé les applications de chloroforme.

Certains chirurgiens cherchaient à détourner l'attention des malades en les souffletant violemment ou en leur mettant le feu aux cheveux ou à la chemise, et profitaient de leur étonnement pour réduire la luxation.

Boyer, Dupuytren ont également cherché à distraire le malade par des moyens moins barbares, mais qui parfois ne manquaient pas d'énergie.

Flajani, l'un des premiers, a cherché à obtenir la résolution musculaire en produisant la syncope. Il tirait d'un seul coup de 20 à 24 onces de sang, et procédait à l'extension dès que le sujet commençait à pâlir.

A. Cooper a vanté également ce moyen. Il pratiquait la saignée le malade étant debout, et tirait de 15 à 20 onces de sang.

Il a aussi employé, dans le même but, les bains chauds, à 100 et 110 degrés Fahrenheit, et souvent même il a administré concurremment l'émétique.

En 1785, Ghessher employait l'émétique à dose nauséeuse.

Percy dit avoir vu réduire une luxation du bras en provoquant l'ivresse chez un malade.

Boyer réduisit très-facilement une luxation du bras chez un postillon qui était ivre.

Laroche et Reist ont vu des cas semblables.

En 1790, Majocchi se servait de l'opium.

Récamier et Sédillot ont administré avec succès le datura stramonium.

Ces différents moyens sont loin d'avoir tous la même efficacité. Les applications locales d'éther ou de chloroforme n'ont qu'une action superficielle. Elles peuvent être bonnes lorsqu'il s'agit d'amoindrir la sensibilité cutanée; mais lorsqu'on veut agir plus profondément, elles sont insuffisantes.

L'émétique à dose nauséeuse, l'opium, l'ivresse provoquée, pourraient rendre des services dans certains cas, mais le plus souvent leur action est incertaine.

Il n'en est pas de même de la syncope, et au point de vue qui nous occupe, c'est-à-dire pour obtenir la résolution des muscles, elle a une certaine efficacité.

Mais pour la provoquer on est quelquefois obligé de faire subir au malade une perte de sang considérable, et, outre qu'elle ne saurait être employée dans tous les cas, la saignée ne met pas à l'abri de tout accident.

Elle doit donc être abandonnée aujourd'hui que nous possédons des moyens d'une efficacité et d'une rapidité d'action incomparables.

Le chloroforme est sans contredit l'agent le plus puissant que nous possédions actuellement pour abolir la contraction musculaire. Son administration est facile, la sûreté de son action incontestable. Mais tout le monde sait que son emploi n'est pas exempt de dangers.

Et, d'abord, il est des cas où il est formellement contre-indiqué. Telles sont les maladies des poumons, du cœur, des gros vaisseaux.

Chez les alcooliques, chez les gens qui sont affaiblis, chez ceux qui ont éprouvé des pertes de sang considérables ou subi de grands traumatismes, le chloroforme doit sinon être rejeté d'une façon absolue, du moins être administré avec une grande réserve. Personne n'ignore que ces individus ressentent plus vivement que les autres l'action du chloroforme, et que chez eux les accidents sont plus à craindre.

Mais, en dehors de ces cas, il est des chirurgiens qui regardent son emploi comme particulièrement dangereux dans les luxations récentes.

De ce nombre est M. Gosselin. Ce chirurgien croit que les cas de mort sont relativement plus fréquents lorsque cet agent a été administré pour réduire une luxation que pour pratiquer toute autre opération.

Enfin, toute opération chirurgicale expose à la syncope, et la réduction d'une luxation ne fait pas exception à la règle. C'est tantô la pusillanimité du malade, tantôt l'excès de la douleur qui peut la provoquer. Mais il est d'autres causes encore peu connues et sur la nature desquelles les chirurgiens ne sont pas d'accord, qui peuvent amener cet état syncopal. M. Verneuil croit que les manœuvres faites pour réduire une luxation de l'épaule y exposent plus que les autres opérations de chirurgie.

Le chloroforme, qui est tout puissant pour éviter les premières causes de syncope, serait sans influence sur cette dernière cause, et, dans un cas pareil, on voit qu'il ne ferait qu'aggraver la situation. Enfin, malgré toutes les précautions prises, malgré la surveillance la plus assidue, ne sait-on pas que de funestes accidents peuvent survenir ?

Tous ces faits ne peuvent que commander une grande réserve. Aussi ne saurions-nous mieux faire que d'imiter la conduite de M. Gosselin, et conseillons-nous, avec ce chirurgien, de n'employer le chloroforme dans les luxations récentes que comme ressource ultime.

Il nous reste à parler d'un dernier moyen destiné à supprimer la contraction musculaire : ce sont les tractions élastiques.

On sait qu'un effort un peu prolongé, qu'une contraction un peu soutenue, épuise vite, et que, pour qu'un muscle conserve longtemps sa puissance, il doit puiser dans le repos les éléments d'une contraction nouvelle. Si l'on parvient à supprimer les intervalles pendant lesquels les muscles se reposent, la fatigue ne tarde pas à s'emparer de ces organes et à en amener le relâchement. C'est sur ce principe de physiologie auquel obéissent tous nos muscles qu'est basée la méthode des tractions continues.

Ce n'est que vers le milieu du XVIIIe siècle que les chirurgiens se sont préoccupés de soutenir l'extension un temps plus ou moins long, dans le but de fatiguer les muscles. Avant cette époque, ils tiraient immédiatement avec toute la force jugée nécessaire pour réduire ou du moins pour permettre les manœuvres de coaptation.

Pouteau conseille de ne pas employer de tractions trop promptes, mais de fatiguer les muscles par des tractions prolongées.

Desault et Bichat prolongeaient l'extension plusieurs heures. L'extension était parfois très-légère, mais était continuée pendant très-longtemps. Desault, pour un cas de luxation de l'épaule, soutint l'extension pendant une journée entière.

Legat et David pratiquaient des tractions plusieurs fois répétées avant d'aborder les manœuvres de réduction.

M. Gaillard de Poitiers conseille d'attacher au membre luxé une corde qui se réfléchit au pied du lit sur une poulie, et d'y fixer un poids proportionnel à la résistance à vaincre.

Un grand progrès a été fait dans cette voie par l'application à l'extension continue des lacs élastiques en caoutchouc. L'honneur en revient à M. Ch. Legros et Th. Anger.

Les règles de l'application des tractions élastiques sont les mêmes que celles qui président à toute extension possible. La contre-extension se fait avec un drap ou une alèze pliée en cravate, dont le plein s'applique dans l'aisselle, et dont les deux chefs ramenés au-dessus de l'épaule saine, l'un par devant, l'autre par derrière la poitrine, vont s'attacher à un point fixe. Il faut, bien entendu, veiller à ce que le lacs contre-extenseur ne blesse pas les parties sur lesquelles il repose, et qu'il ne refoule pas trop en haut le bord inférieur du grand pectoral.

Comme moyen de préhension, M. Anger emploie des bandelettes de diachylon d'une longueur de 50 à 60 centimètres.

Voici comment on procède. Le malade assis sur une chaise, l'avant-bras fléchi à angle droit, on dispose les bandelettes de telle sorte que leur partie moyenne forme une anse au niveau du coude, et que leurs deux chefs s'enroulent en décrivant une spirale sur le bras. Ces bandelettes sont maintenues à l'aide de deux ou trois autres bandelettes circulaires.

L'extension se fait au moyen d'un tube de la grosseur du doigt et d'une longueur de 60 centimètres environ.

On attache solidement une de ses extrémités à un point immobile ; puis, faisant passer l'autre dans l'anse formée par les bandelettes, on la ramène vers la première et on l'y fixe.

On fait faire au tube un double ou un triple tour, suivant la force que l'on veut développer.

D'ailleurs, afin de se rendre un compte exact de la tension, M. Anger a ajouté un dynamomètre à ressort.

Sur l'appareil, en place le dynamomètre, se trouve interposé entre le tube élastique et l'anse du coude, et relié à l'un et à l'autre au moyen d'un double crochet en acier.

On conçoit aisément que le tube en caoutchouc n'est pas indispensable, et que des lacs, des bandes élastiques, et à la rigueur des simple tubes à drainage peuvent remplir le même but.

Les bandelettes de diachylon, auxquelles M. Anger donne la préférence sur les autres moyens de préhension, ont l'avantage de s'appliquer exactement, de ne pas glisser, et de répartir la pression sur une plus large surface. Il est des cas où elles nous semblent plus particulièrement indiquées. Lorsque le membre est œdématié par exemple, ou bien lorsqu'il est fortement pourvu de graisse et que la peau est délicate. Dans ces cas, une pression limitée en un point pourrait être douloureuse et nuisible.

On a encore simplifié la disposition précédente, et, au lieu d'un tube élastique et d'un dynamomètre séparés, on a réuni les deux éléments sur le même appareil. C'est d'un appareil de ce genre dont M. Lefort fait usage.

Il se compose d'un tube en caoutchouc de la grosseur du précédent, et dont les deux extrémités sont soudées de façon à représenter un anneau élastique. Sur un point de son trajet se trouve fixée une anse en acier, et, sur un point diamétralement opposé, un crochet en même métal. A ce crochet est adapté un ruban gradué de telle sorte que chaque division exprime en kilogrammes la force de traction déployée.

Voici comment on dispose les choses quand on veut pratiquer l'extension.

Le malade est assis ou couché suivant les cas. On applique sur le bras les bandelettes de diachylon, ou bien, on fixe solidement au-dessus du coude une serviette dont on noue les deux bouts de façon à former une anse. Cela fait, on fixe le petit appareil par son crochet à un point immobile, un anneau scellé dans le mur, par exemple, puis on opère la traction nécessaire au moyen d'une corde qui, d'une part, est fixée à l'anse du tube en caoutchouc par un nœud, ou bien à l'aide d'une pince à échappement et qui, d'autre part, s'engage dans l'anse de la serviette. Une fois cette traction obtenue, on la maintient à ce degré en arrêtant simplement la corde par un nœud.

La pince à échappement a pour but de permettre l'interruption brusque de l'extension au moment où le chirurgien voudra faire des manœuvres. A défaut de cette pince, un aide devra se tenir prêt à couper la corde d'un seul coup avec des ciseaux.

La force de traction à développer n'est pas la même dans tous les cas et d'une façon générale, elle doit être proportionnée à l'âge, au sexe, à la force de l'individu. Dans les observations que nous avons citées et où il s'agit d'adultes, il est clairement démontré qu'une traction de 12 kilog. est insuffisante, puisque dans tous les cas la réduction n'a pu être obtenue et que l'on a dû recourir au chloroforme.

Cependant voici un cas, le seul que nous posédions, dans lequel une traction de 12 kilog. a permis au chirurgien d'obtenir une réduction facile à l'aide de la bascule.

René X..., 26 ans, cocher, entre à l'hôpital le 14 mars 1875. Le 9 mars il fait une chute de voiture, le cheval s'étant emporté, et tombe sur l'épaule gauche. — Luxation intra-coracoïdienne.

Un médecin de la ville essaie de réduire par le procédé du genou ; la tentative dure une demi-heure et n'aboutit à rien. Deux heures après nouvelle tentative pendant trois quarts d'heure sans plus de succès. Le lendemain matin on recommence de nouveau les mêmes tentatives sans être plus heureux.

Le malade se rend alors chez un autre médecin qui, après avoir employé vainement divers procédés durant trois quarts d'heure, finit pour conseiller au malade d'entrer à l'hôpital.

Le 13 il se présente à la consultation. Une large ecchymose due sans aucun doute aux diverses manipulations qu'a subies ce malade, occupe toute la partie interne du bras. Ce malade ayant mangé, ne peut être soumis au chloroforme, qu'on juge nécessaire.

Le 14, on essaie l'extension avec une traction de 12 kilos. Au bout de dix minutes, environ, le malade sent que la tête humérale se dégage. A ce moment le chirurgien place sa main dans l'aisselle et opère la bascule. La luxation est réduite.

Mais, nous le répétons, cette traction ne suffit généralement pas, et chez un adulte de force moyenne, l'expérience a montré qu'une traction de 20 kilog. était le plus souvent nécessaire.

Le temps pendant lequel cette tension doit être maintenue varie peu. Généralement il est de quinze à vingt minutes. Il n'y aurait, d'ailleurs, nul inconvénient à prolonger cette durée; mais le plus souvent la fatigue musculaire est obtenue au bout d'un quart d'heure.

A ce moment, le malade éprouve un sentiment de lassitude et ses muscles qui, au début, étaient durs et contractés, sont devenus flasques et inertes. C'est ce moment que doit attendre et choisir le chirurgien pour commencer les manœuvres de coaptation. Ces manœuvres lui seront rendues faciles par l'état de relâchement dans lequel se trouvent les muscles et le plus souvent la réduction sera des plus aisées.

Si, après avoir employé pour telle variété de luxation le procédé de réduction le plus rationnel, il ne réussissait pas, il devrait, séance tenante, mettre en usage un autre procédé.

Il pourra se faire, d'ailleurs, que toute manœuvre soit inutile et qu'une fois la résistance musculaire supprimée, l'os revienne de lui-même à sa place normale.

Il est inutile d'insister longuement sur les avantages d'une pareille méthode. Tout le monde les comprendra aisément.

La traction étant toujours modérée, on épargnera au malade des douleurs qui résultent toujours des manœuvres violentes, en même temps qu'on évitera les nombreux accidents qui peuvent survenir à la suite de tractions trop énergiques. Elles ont de plus, sur les aides, l'avantage d'être mesurées, continues et de pouvoir être interrompues brusquement.

Les tractions élastiques peuvent être employées dans tous les cas, ce qui n'a pas lieu pour le chloroforme. Elles n'exposent jamais à aucun accident. On obtient avec elles le même résultat qu'avec cet agent, c'est-à-dire l'abolition de la contraction musculaire. De plus, leur action est purement locale et ne s'adresse qu'au groupe de muscles dont il est nécessaire de neutraliser l'influence.

Enfin, d'une application facile et ne nécessitant le concours d'aucun aide, cette méthode peut rendre d'éminents services aux chirurgiens qui, se trouvant isolés, sont obligés de n'avoir recours qu'à leurs seules ressources.

Pour toutes ces raisons, nous regardons les tractions élastiques comme devant mériter la préférence sur les aides et sur le chloroforme dans la réduction des luxations récentes.

Moyens employés pour détruire les obstacles formés par les muscles et les tendons.

Ces moyens ont pour but de lever directement les obstacles, par des sections musculaires et tendineuses. Plus d'une fois, elles ont été employées dans des luxations récentes autres que celles qui nous occupent, sans donner toujours les résultats qu'on en attendait. En ce qui concerne les luxations de l'épaule, ces moyens n'ont été mis en usage que pour les luxations anciennes, et, dans ces cas, les muscles et les brides fibreuses ont été sectionnés en même temps.

Nous n'insisterons pas plus longtemps sur ce procédé qui n'a pas été employé pour les luxations récentes de 'épaule, etque d'ailleurs nous regardons comme parfaitement inutile en pareil cas.

Après avoir passé en revue les principaux obstacles qui s'opposent à la réduction des luxations récentes de l'épaule, nous avons abordé l'étude des moyens qui ont pour but de les surmonter.

Ces moyens sont de deux sortes : les uns s'adressent aux obstacles actifs, les autres aux obstacles passifs.

Les obstacles actifs doivent occuper en premier lieu le chirurgien. C'est contre eux qu'il doit diriger ses premiers efforts, et lorsque l'action musculaire est un peu énergique, il ne doit pas chercher à la vaincre : il doit chercher à l'abolir.

Une fois l'élément musculaire mis de côté, les obstacles passifs réclament le plus souvent son intervention. Les principes qui doivent alors diriger sa conduite sont basés sur la connaissance exacte des lésions anatomiques. Le siége et la nature des obstacles sont connus pour chaque variété de luxations; dès lors, la réduction ne saurait plus être l'œuvre du hasard, et une thérapeutique rationnelle doit prendre la place d'un aveugle empirisme.

Nous terminerons par quelques propositions résumant, aussi exactement que possible, l'ensemble de notre travail.

CONCLUSIONS.

Dans les luxations récentes de l'épaule, deux sortes d'obstacles peuvent s'opposer à la réduction : les uns passifs, les autres actifs.

Le plus fréquent de ces obstacles, quelquefois le seul, est dû à l'action musculaire.

La première indication à remplir est de supprimer cette action. Deux ordres de moyens sont à notre disposition : les uns ont pour but de vaincre la résistance des muscles, les autres de l'abolir.

Au premier ordre de moyens appartiennent les aides et les machines.

Les principaux inconvénients des tractions faites par les aides sont d'être inégales, intermittentes, non calculées, dangereuses.

Les machines sont de beaucoup préférables. Leur action est lente, continue, progressive, facile à graduer. Mais on réserve généralement leur emploi pour les luxations anciennes.

Dans le second ordre de moyens, se rangent le chloroforme et les tractions continues.

Le chloroforme agit d'une façon générale sur tout le système des muscles striés, en paralysant leur action. C'est un moyen puissant, d'une efficacité incontestable, mais dont l'emploi présente des inconvénients et souvent des dangers.

Les tractions continues, et principalement les tractions élastiques, abolissent l'action musculaire par la fatigue. Leur action est locale, limitée au groupe de muscles qui font obstacle. Elles sont à peine douloureuses et d'une innocuité absolue.

C'est à elles qu'on doit toujours recourir en premier lieu. Le chloroforme ne doit être employé que lorsque les tractions restent inefficaces.

Lorsque la fatigue musculaire est obtenue, de même que lorsque le malade est plongé dans le sommeil anesthésique, de légères tractions suffisent quelquefois pour obtenir la réduction.

Si, une fois la contraction des muscles abolie, de légères tractions ne suffisent pas, le chirurgien devra alors recourir à d'autres procédés.

Deux sortes de méthodes s'offrent à lui : des méthodes de force, et des méthodes de douceur.

Dans les luxations anciennes, des liens fibreux, des ligaments nouveaux maintiennent les os déplacés. Pour pouvoir rendre à ces surfaces leurs rapports normaux. il faut avant tout rompre les adhérences. Les méthodes de force sont utiles et indiquées.

Dans les luxations récentes, pas de ligaments de nouvelle formation à déchirer. Les obstacles qui existent, le chirurgien doit les tourner et non les rompre. Les méthodes de douceur seules doivent être employées.

Les méthodes de douceur et les procédés qui s'y rattachent ne conviennent pas indistinctement à toutes les luxations. Pour chaque variété, il est un procédé qui doit être employé de préférence

Dans la sous-coracoïdienne.— Élévation du bras et refoulement de la tête humérale, ou bien rotation en dedans. Quelquefois rotation en dehors.

Dans l'intra-coracoïdienne. — Tractions dans l'axe de

l'humérus dévié, puis bascule. Quelquefois rotation en dedans.

Dans la sous-claviculaire.— Le même traitement convient.

Dans la sous-glénoïdienne.— Tractions obliques en hau et refoulement de la tête humérale.

Dans la sus-coracoïdienne.— Tractions horizontales en dehors et refoulement de la tête.

Dans la sous-épineuse. — Tractions horizontales en avant et rotation en dehors.

Dans la sous-acromiale. — Tractions horizontales en dehors et en avant, et rotation en dehors.

A. PARENT, imprimeur de la Faculté de Médecine, rue Mr-le-Prince, 31.